Dieta de Reflujo Ácido

La dieta más completa para reducir increíblemente el reflujo ácido

(Acid Reflux Diet en Español/ Acid Reflux Diet Spanish Book Version)

TABLA DE CONTENIDOS

CAPÍTULO 1 :¿QUÉ ES EL REFLUJO ÁCIDO?

La enfermedad del Reflujo Gastroesofágico ha sido el centro de atención de los medios recientemente. Esto es por el desarrollo de diferentes medicamentos y tratamientos para el reflujo ácido. En otras palabras, debido a que, las compañías farmacéuticas pueden hacer dinero al encontrar una cura, para haber un brote repentino de la enfermedad del reflujo gastroesofágico.

La enfermedad del Reflujo Gastroesofágico explicada en la forma más sencilla es cuando vomitas un poco cada cierto tiempo. No solo esto deja un terrible sabor en la boca, sino también es muy incómodo.

Básicamente, mantienes un flujo de ácido estomacal constantemente subiendo y bajando en tu esófago. El ácido estomacal no debe estar en tu esófago por largos periodos de tiempo y el ácido eventualmente puede dañar fuertemente tu esófago lo que hace que comer sea muy difícil. También es posible que desarrolles un cáncer en el esófago, el cual es el peor escenario posible.

Hay muchas causas para el reflujo ácido y una explicación es necesaria sobre el por qué tanto ácido estomacal está en tu esófago y no en tu estómago. La mayor parte del tiempo se debe a las decisiones de estilo de vida que una persona hace que causan la enfermedad del reflujo gastroesofágico. Si no te ejercitas, no comes saludablemente o continúas fumando los "palitos de cáncer" y bebes alcohol, eres un candidato apropiado para la enfermedad del reflujo gastroesofágico.

El embarazo también puede causar reflujo ácido porque el bebé está presionando tu estómago. Pero al menos sabes que este tipo de reflujo ácido eventualmente se alejará en 9 meses o menos. Desafortunadamente, los otros tipos de reflujo ácido no se alejan con esta facilidad y necesita ser atendido por un doctor. Si tienes acidez o piensas que puedes tener reflujo ácido, entendiendo la razón o sin saber por qué, ve a ver a tu doctor. El doctor puede determina qué tipo de reflujo ácido tienes y la causa probable y puede ayudarte a obtener el mejor tratamiento que necesitas.

El Reflujo Ácido es similar a la acidez, pero el reflujo ácido es mucho más incómodo que la acidez y definitivamente lleva a potencialmente mayores problemas de salud.

Una manera rápida de determina si "solo es acidez" es tomando una medicina para la acidez del mostrador. Si no te sientes mejor por el medicamento y pasas una mala noche por el ácido que quema en tu garganta, entonces probablemente tengas la enfermedad del reflujo gastroesofágico.

Ya que el reflujo ácido ahora puede ser explicado, existe un nuevo número de medicamentos que pueden ayudar a aliviar el problema. Existen muchos nuevos medicamentos con prescripción los cuales han ayudado a muchos que sufren de reflujo ácido y a otros… digamos que no.

Otras alternativas incluyen cambiar la posición en la que duermes con almohadas y cojines especiales para mantener tu cuerpo ligeramente inclinado. De esta manera el ácido se mantiene dentro de su área regular en el estómago.

Si puedes aprender algunas técnicas para manejar el estrés, especialmente si tienes molestias estomacales al molestar o al estar bajo presión te ayudaría a curar tu reflujo ácido. Finalmente, vigilar lo que comes y alimentarte más sanamente puede ayudarte mucho para curar tu enfermedad de reflujo gastroesofágico.

CAPÍTULO 2 :REFLUJO ÁCIDO; LA CAUSA, Y LOS SÍNTOMAS

¿No está seguro de lo que significa el ardor en tu pecho? Dos palabras que hacen de tu vida una pesadilla, ¡"Reflujo Ácido"! ¡Tienes que soportar con la miseria por tal vez meses y posiblemente años y es hora de hacer algo al respecto! El Reflujo Ácido o ERGE (también llamado acidez) afecta a millones de personas cada día y podría estar afectándote a ti. El primer paso de acción es educarte sobre el reflujo ácido y descubrir cómo podrías tratar naturalmente tu acidez.

LA CAUSA DEL REFLUJO ÁCIDO

Existen numerosas causas del Reflujo Ácido pero conocerlas podrías posiblemente permitirte encontrar tu problema. Podría ser un hábito pequeño que debas cambiar o un cambio completo en tu estilo de vida. Cual sea la causa, es necesario que lo tomes en serio y que hagas el ajuste rápidamente. La siguiente es una lista de causas para el Reflujo Ácido:

1. Demasiada cafeína (café, té, soda y chocolate) puede causar Reflujo Ácido.

2. El Consumo de alcohol (vino o cerveza) puede causar Reflujo Ácido.

3. Fumar cigarrillos puede causar Reflujo Ácido .

4. Consumir comidas grandes puede causar Reflujo Ácido.

5. Comer 2-3 horas antes de dormir puede causar Reflujo Ácido.

6. Comidas altas en grasas (especialmente alimentos fritos) pueden causar Reflujo Ácido.

7. Los alimentos que contengan tomates pueden causar Reflujo Ácido.

8. Las frutas y los jugos de frutas pueden causar Reflujo Ácido.

9. La ropa muy apretada en la sección media de tu cuerpo puede causar Reflujo Ácido.

LOS SÍNTOMAS DEL REFLUJO ÁCIDO

En su forma más básica, la Enfermedad del Reflujo Gastroesofágico (ERGE), o reflujo ácido, es una condición en la cual el estómago devuelve (reflujo) y el ácido dentro del estómago regresa al esófago. Si te preguntas si sufres de reflujo ácido, los siguientes son síntomas típicos del Reflujo Ácido.

1. Acidez (sensación de ardor que va desde la parte alta del estómago hasta la parte baja del pecho)

2. Regurgitación (la comida es devuelta a la boca)

3. Leve a Fuerte Dolor en el Pecho

4. Dificultad al tragar

5. Aspereza al hablar

6. Erosión dental por los ácidos estomacales en la boca y en la garganta

7. Asma y/o una tos

CAPÍTULO 3 : LA DIETA ERGE

El reflujo ácido o la Enfermedad de Reflujo Gastroesofágico (ERGE) es una simple, pero molesta enfermedad que puede ser tanto dolorosa y crónica. La dieta ERGE es una parte de un plan total de tratamiento que incluye tanto cambios en el estilo de vida y medicamentos así como también cambios en la dieta.

Un plan de dieta es necesario para tanto reducir el dolor y permitir la sanación en las áreas afectadas del esófago. Los cambios en esta dieta específica incluyen comer menos y consumir alimentos que sean tolerados y por ende se eliminan los síntomas fuertes de reflujo ácido.

La dieta ERGE es solo una parte de un plan de tratamiento para el reflujo ácido. Una dieta es usada para prevenir el avance de la enfermedad y permitir la sanación de los órganos afectados. La dieta consiste en alimentos que son suaves y no causan una relajación de la presión del estómago, por lo tanto abriendo el esfínter bajo esofágico (EBE) Las comidas son más ligeras y comer antes de dormir no es permitido. Esto se hace para prevenir síntomas del reflujo ácido durante la noche. Antes de comenzar un plan de dieta ERGE se mantiene un diario de comida el cual enlista los alimentos consumidos, la cantidad y los síntomas que se sienten además de la severidad del dolor. Esto es usado para determinar qué alimentos están causando los síntomas y qué alimentos parecen ayudar.

Se ha determinado que masticar goma de mascar promueve la continua producción de saliva. Esta saliva tiene un nivel de PH alto y es posible que pueda promover un efecto antiácido en el EBE. Por lo tanto, masticar goma de mascar durante la dieta ERGE es algo que es fomentado cuando sea posible.

La dieta, como se dijo anteriormente, hace uso del diario complete de comida y elimina todos los alimentos que han causado previamente reflujo ácido. Adicionalmente , con la dieta ERGE, se recomienda que las comidas sean más ligeras, especialmente en las noches antes de la hora de dormir. Esto previene ocurrencias nocturnas.

La leche, la cual antes se pensaba que prevenía el reflujo ácido, ha mostrado ser causante del mismo cuando se toma antes de dormir. Así que dormir leche antes de dormir está prohibido. El alcohol también está prohibido ya que se sabe que causa reflujo ácido.

Sin embargo, el café, el cual era eliminado automáticamente en la dieta ERGE, ahora está permitido según se tolere, ya que se ha demostrado que no todos son sensibles al café.

En la dieta ERGE otros alimentos, también anteriormente prohibidos como menta, hierbabuena y el chocolate, al igual que alimentos picantes, están permitidos según la tolerancia.

Esto es por la teoría que la leche cura las úlceras y el reflujo ácido y los alimentos picantes las agravan. Se ha demostrado que esto es un mito. La Dieta ERGE es una manera en la que puedes obtener alivio de tu acidez.

También es un aspecto importante del tratamiento del reflujo ácido y es usado para prevenir complicaciones severas de tu ERGE. Así que asegúrate de seguir el consejo de tu doctor o nutricionista si te ponen bajo una dieta ERGE.

CAPÍTULO 4 : PASOS SIMPLES PARA AYUDAR CONTRA LA ERGE – ENFERMEDAD DE REFLUJO GASTROESOFÁGICO

Existen muchas personas que están siendo diagnosticadas con ERGE. Por extraño que esto pueda sonar, ERGE es conocida normalmente como la Enfermedad de Reflujo Gastroesofágico. Tengo un sobrino que se quejaba de nauseas en la mañana, dolores estomacales y una garganta adolorida.

Después de ir al doctor, él fue diagnosticado con la enfermedad de reflujo gastroesofágico (ERGE). Esta es una condición médica donde los líquidos del estómago se regresan al esófago.

El líquido contiene ácidos estomacales y pueden inflamar y dañar el revestimiento del esófago. Afortunadamente, existe un tratamiento para ERGE. Al cambiar tu dieta, tomar la medicinas correctas y modificar tus hábitos de sueño, tus síntomas de ERGE podrían disminuir.

1. DIETA

Ciertos alimentos pueden promover la ERGE. Ellos reducen la cantidad de presión en el músculo esofágico bajo y causan que ocurra el "reflujo". Evitar los siguientes alimentos ayudará Chocolate, mental, alcohol, alimentos grasosos, bebidas cafeinadas e incluso fumar.

Al momento de las comidas, trata de consumir comidas más pequeñas en la tarde. Las comidas pequeñas ayudarán a que los ácidos no suban al esófago. Al comer más temprano, tu estómago tendrá más tiempo de digerir completamente tu comida.

Masticar goma de mascar puede ayudar a reducir el ácido en el esófago al incrementar la producción de saliva. Una vez tragada, la saliva ayuda a neutralizar el ácido en el esófago.

2. TOMAR LAS MEDICINAS CORRECTAS

No tomes los simples y viejos antiácidos. Ellos solo ayudarán por un corto tiempo. Existen dos tipos de medicinas en el mercado que están específicamente diseñadas para ayudar con los síntomas de ERGE. El primer medicamento desarrollado específicamente para desórdenes de acidez fue Tagamet. Este producto y otros parecidos (Zantac, Axid &

Pepcid) fueron diseñados para neutralizar los ácidos en el estómago.

Tu estómago continuará produciendo ácido naturalmente, pero estos productos contrarrestarán ese ácido al neutralizarlo. Este tipo de medicina es mejor usada 1 o 2 horas antes de una comida para que funcione y esté lista para el proceso de digestión.

Estas mismas medicinas pueden ser tomadas justo antes de ir a dormir para reducir la producción de ácidos dañinos. Nuevos medicamentos han sido creados que funcionan diferente a estos neutralizadores de ácidos que ya mencionamos. Conocidos como Inhibidores de la Bomba de Protones (IBP), estos fármacos bloquean la producción de ácidos en el estómago.

Ya que la producción de ácido es detenida, prevendrá que el ácido suba al esófago y promueve la sanación del ardor y la inflamación causados por el Reflujo Ácido. Marcas como Prilosec, Nexium, Protonix y Prevacid son fármacos IBP y usualmente involucran prescripción médica.

3. HÁBITOS DE SUEÑO

Lo creas o no, la manera en la que duermes puede promover la ERGE. Acostarte completamente de espalda permite que los ácidos estomacales fácilmente suban hasta tu esófago. Eleva tu cama donde la cabeza está ubicada. Usar una simple almohada para elevar tu cabeza no ayudará.

Necesitas elevar también el torso. Existen almohadas especiales que están diseñadas para hacer esto. Por unos 25-30 dólares puedes dormir mejor de noche. Como siempre, consulta a tu doctor sobre tu salud. No te autodiagnostiques y siempre lee las instrucciones, advertencias y recomendaciones de cualquier medicamento que tomes.

Los síntomas que estás experimentando podrían ser un problema más serio sin relación a la ERGE. Dicho eso, los simples cambios a tu dieta, hábitos de sueño y las medicinas correctas podrías significativamente ayudarte en tu Enfermedad de Reflujo Gastroesofágico. Busca ayuda y siéntete mejor.

CAPÍTULO 5 :RECETAS DE REFLUJO ÁCIDO

Cuando el reflujo ácido se convierte en parte regular de la vida, se recomienda al que lo sufre que cambie su dieta. Trate de evitar cítricos, que evite ácidos. Ver si eso ayuda. Entonces lo intentas. Experimentas. Y todo el tiempo estás deseando que hubiese recetas para curar el reflujo ácido. Finalmente los buscas, y encuentras que hay libros de cocina que se enfocan en comer para evitar el reflujo ácido.

El problema es que ni tú ni tu doctor pueden decir con seguridad que tu dieta actual es el problema. Odiarías poner dinero en un libro de cocina para reflujo ácido solo para saber luego que tu reflujo ácido ocurre por otra causa.

Quisieras encontrar una persona que inserte una pequeña palabra en la frase recetas de cura del reflujo ácido.

A. RECETAS GRATUITAS PARA CURAR EL REFLUJO ÁCIDO

Si solo pudieras encontrar recetas gratuitas para curar el reflujo ácido, las probarías. Si resulta que ayudaron, no te molestaría invertir en uno o dos libros buenos de recetas para reflujo ácido.

Las recetas gratuitas para curar el reflujo ácido tienen tres cosas en común.

1. Eliminan o reducen las porciones de esos alimentos que son típicamente difíciles de digerir.

2. Incluyen o incrementan las porciones de esos alimentos que son conocidos por ayudar en la digestión.

3. ¡Son GRATUITAS!

El jugo de naranja, por ejemplo, es ácido. Muchas personas alegan que incrementa el reflujo ácido. Entonces reemplaza el jugo de naranja en el desayuno por una banana, la cual es fácil de digerir. U opta por una manzana. Las donas y los panqués son considerados alimentos que deben ser evitados por los que sufren de reflujo ácido.

Ellos tienden a quedarse, sin digerir, en el estómago. Elige un postre fácil de digerir como una galleta sin grasa o gelatina.

IDEAS DE RECETAS DE REFLUJO ÁCIDO

Aquí está un puñado de ideas para recetas de reflujo ácido.

1. Ensalada Waldorf, hecha con manzanas maduras, nueces y uvas pasas, es una buena receta para curar el reflujo ácido. Usa cualquier receta tradicional de ensalada Waldorf, pero sustituye la mayonesa baja en grasas y la crema agria. Tendrás una ensalada con buen sabor que no contiene ningún alimento detonante del reflujo ácido.

2. El estofado de carne es otra excelente receta para la cura del reflujo ácido. Usa cualquier receta de estofado de carnes que quieras, omitiendo las cebollas. Corta la grasa de la carne. Si el estofado parece detonar el reflujo ácido, consume una porción más pequeña en la siguiente ocasión.

3. El pan de jengibre es un maravilloso postre para los que sufren de reflujo ácido. Encuentra una receta que use calabaza enlatada y germen de trigo. Hazlo con salsa de manzana sin azúcar y suero de mantequilla bajo en grasa. Luego resiste la tentación de ponerle crema batida. Prueba con una imitación de crema batida baja en grasa.

4. La pechuga de pavo rostizada es un buen plato principal. Los arándanos van bien con ella. Sirve la papa, asada en vez de en forma de puré.

5. Un simple pastel de carne no parece ser detonante del reflujo ácido.

6. El espagueti puede causar reflujo ácido en algunas personas. Puedes reducir las posibilidades al comenzar con una salsa de tomate libre de ácido. Omite el ajo y la cebolla de tu salsa, trata de usar más albahaca y menos orégano. Existe un número de especias italianas que son buenas para la salsa de espagueti. Prueba el hinojo con albahaca.

7. La tarta de queso, también, puede ser una receta para curar el reflujo ácido. Hazla con quesos bajos en grasas o sin grasas. Usa claras de huevo y/o un sustituto del huevo. Mientras pruebas tus recetas gratuitas para curar el reflujo ácido, aprende cuál es la causa real del reflujo ácido. Puede sorprenderte al saber que es un problema muscular. Puede haber muchas otras cosas que puedes hacer además de alterar tu dieta.

También para un mejor entendimiento;

1. Consume alimentos ricos en carbohidratos complejos

Los alimentos que son buenos para una dieta de reflujo ácido son los alimentos que contienen carbohidratos complejos.

Alimentos como pasta, pan y arroz tienden a absorber el ácido y prevenir que regrese al esófago. Ya que estos alimentos tienden a hacer engordar, es mejor si comes porciones pequeñas de los mismos. Si tomas leche, sustitúyela por una leche baja en grasa.

2. No tomes bebidas carbonadas

Sustitúyelas por bebidas sin carbonación. El té descafeinado o el café son buenas elecciones pero lo mejor es el agua. Existen muchos tipos de aguas saborizadas que son buenas y buenas para ti. El té de hierbas es otra buena elección. Puedes experimentar con los alimentos que consumes para determinar cuáles te causan más problemas. Todos reaccionan diferente a las comidas. Al controlar tus porciones y consumir alimentos altos en ácidos en moderación, deberás poder mantener una dieta para el reflujo ácido sin muchas dificultades.

3. Usa una carne nutritiva

Existen algunas carnes excelentes a incluir en esta dieta que son nutritivas y deliciosas. Carne molida extra magra, filete y el pollo son usualmente excelentes para un plato principal cuando se está en dieta para el reflujo ácido. La mayoría de los pescados son también muy nutritivos y seguros para aquellos con reflujo ácido. Todos estos son aceptables en la dietas para el reflujo ácido, pero estos no deben ser cocinados con muchas grasas. Aquellos que quieren evitar los síntomas de reflujo ácido quizás quieran probar asando o guisando los platos.

4. Usar alimentos a base de Trigo

La mayoría de los panes, cereales y galletas no deben producir los síntomas de reflujo ácido. El pan de maíz y los pretzels son buenas adiciones de fibra a una dieta de reflujo ácido. La mejor dieta para el reflujo ácido eliminará algunos postres, pero otros estarán bien para aquellos con esta condición.

5. Usa queso

El queso usualmente es un buen postre, y existen algunos quesos que son una parte importante de una dieta para el reflujo ácido. Las galletas libres de grasa usualmente están bien para aquellos con reflujo ácido. Las personas con reflujo ácido deben evitar pasteles cremosos y la mayoría de los helados.

6. Usa jengibre

El jengibre tiene algunas cualidades sanadoras, y aquellos con reflujo ácido puede que quieran añadir jengibre a sus alimentos y bebidas. El jengibre freso está disponible en los mercados, y este puede molerse y ser añadido a las comidas. Algunos platos requieren de esto en sus recetas, pero puede ser añadido a otros platos. El jengibre también puede ser añadido al té. existen algunas cocinas que incluyen jengibre en muchos de sus platos, como la comida china. Aquellos con reflujo ácido pueden frecuentar los restaurantes chinos y buscar esos platos con jengibre.

7. Tomar Té

Las personas con reflujo ácido deben tratar de añadir té verde a sus dietas que esta bebida es conocida por ayudar al cuerpo a digerir otros alimentos y bebidas. Los té de hierbas contienen sustancias como manzanilla y raíz de regaliz que proveen mecanismos de reparación para el estómago, por lo que aquellos con reflujo ácido deben consumir estos tés de ser posible.

Las personas con reflujo ácido deben tratar de tomar mucha agua, la cual ayudará al cuerpo a excretar los ácidos en exceso más eficientemente.

CAPÍTULO 6 :LINEAMIENTOS SOBRE DIETAS DE REFLUJO ÁCIDO APROPIADAS Y ALIMENTOS A EVITAR

Antes de tomar medicamentos, muchos doctores aconsejarán que la persona con la enfermedad de reflujo gastroesofágico haga cambios en su dieta, es decir, tener una dieta apropiada para el reflujo ácido. Es un cambio fácil y útil que uno puede hacer. Una dieta apropiada para el flujo ácido puede hacer una enorme diferencia en la salud y comida de muchas personas.

Con una dieta apropiada para el reflujo ácido, podría eliminar todos los síntomas atribuidos a esta condición y proporcionar un sueño sin interrupciones. Un plan de dieta efectivo y apropiado para el reflujo ácido incluye saber qué alimentos hay que evitar, cuáles consumir y buenos hábitos alimenticios.

En este libro, revisaremos algunos lineamientos importantes los cuales puedes seguir.

1. Evita comidas picantes

Aléjate de la comida picante. Incluso alimentos que no creas que son picantes pueden tener un rol importante en crear el reflujo ácido, así que saber lo que tiene tu comida y mantenerte alejado de alimentos con picante es una excelente manera de aliviar naturalmente el reflujo ácido. No con esto decimos que estás limitado a alimentos aburridos, solo significa que seas lo más modesto posible al consumir alimentos que puedan irritar tu estómago al punto de sentir dolor.

2. Reduce las comidas grandes

Una opción recomendada para un plan de dieta de reflujo ácido siempre ha incluido consumir comidas pequeñas cada día en vez de tres comidas grandes como lo hacen la mayoría. Esto es un buen hábito para todos, incluso si no sufres de la enfermedad de reflujo gastroesofágico. Esto le permite al estómago tener suficiente capacidad para una apropiada digestión.

3. Evita cualquier comida antes de ir a dormir

Comer justo antes de dormir, especialmente algo pesado, es causal de problemas de reflujo. Esto se debe a que el estómago tiene que producir grandes cantidades de ácido para poder digerir la comida.

Los ácidos en exceso tienden a subir al esófago cuando te acuestas. Generalmente, una buena práctica es consumir tu última comida antes de las 8pm diariamente.

4. Evita comida rápida

La comida rápida es rica en grasa y causará que tu estómago produzca más ácido. La comida rápida también causa aumento de peso, lo cual agrava el problema del reflujo ácido.

5. Limita o evita el alcohol

El alcohol aumentará la secreción de ácido en el estómago. También puede alterar la contracción del esfínter esofágico. Es esta falla de la contracción del músculo del esfínter lo que lleva al reflujo ácido.

6. Evita alimentos fritos cuando sea posible

Asado o guisado, esto tendrá dos propósitos; ayudará a controlar los síntomas de reflujo ácido y te ayudará a mantener un menos peso.

No bebas alcohol en exceso, especialmente en vinos de fruta. Beber una copa pequeña de vino probablemente estará bien, pero mantenlo a un mínimo de una o dos veces por semana.

7. Evita alimentos que estimulan la producción de ácido

Una persona con reflujo ácido debe evitar alimentos que incrementen la secreción de ácido en el estómago. Estos alimentos incluyen café, alimentos picantes, tomates, frutas cítricas, chocolate y alcohol.

CAPÍTULO 7 :COMBINACIONES NO SALUDABLES DE ALIMENTOS QUE DEBES EVITAR SI TIENES ERGE (REFLUJO ÁCIDO)

Muchas personas quisieran saber cómo curar naturalmente su ERGE, reflujo ácido, o cualquier desorden digestivo que tengan. Ellos pueden estar cansados de tomar las mismas medicinas prescritas por su doctor una y otra vez, y no obtener resultados significativo.

Es por esto que están ahora buscando medios alternativos para aliviar y si es posible curar su condición. Una de las maneras es practicar la combinación apropiada de alimentos para hacer que tu sistema digestivo se cure y se repare a sí mismo por los errores cometidos por nosotros mismos en el pasado; los hábitos alimenticios poco saludables.

Existen combinaciones de alimentos poco saludables que debes evitar, pero estas 3 resaltan y estas son usualmente la dieta típica de la mayoría de los individuos.

1. Hamburguesa y Papas Fritas: Lo leíste bien. Saber esta verdad puede costarle a muchos restaurantes en tu área muchas ganancias, pero tu salud es lo importante aquí. Todos sabemos lo jugosa que es una hamburguesa y lo buena que es con papas fritas. Sin embargo, el problema básico aquí es que una es una proteína y la otra es un almidón, y estos nunca deben ser combinados en ninguna comida en ningún momento.

Si sufres de ERGE, reflujo ácido o cualquier problema estomacal, piensa en las veces que estabas tomando la medicina de tu doctor y obtenías los mismos pésimos resultados. ¿Podría ser que no te resistías a este tipo de comida?

2. Espagueti y albóndigas: Ah sí. No me comeré mi hamburguesa con papas fritas, así que comeré mi segundo plato favorito, espagueti con albóndigas. Eso no causará problema, ¿cierto? Desafortunadamente, lo mismo puede decirse a esta deleitable combinación de alimentos.

El espagueti está compuesto principalmente de almidón (y a veces la salsa puede agravar tu ERGE o reflujo ácido), y las albóndigas son un tipo concentrado de proteínas. Es difícil de admitir, pero estos alimentos no son compatibles, aunque lo sé, saben bien juntos.

3. Huevos y Tostadas: Para aquellos que les gusta esta combinación de alimentos en el desayuno, piénsalo de nuevo. Estás mejor comenzando el día con una combinación de tus frutas favoritas (solas) que creyendo que los huevos y las tostadas te darán la muy necesitada energía para comenzar el día.

De nuevo, una es una proteína y la otra es un almidón. Estas tres combinaciones de comidas son sabrosas y te hacen agua la boca. Puedes incluso estar atrapado en el hábito de hacer alguna o todas parte de tu dieta regular. Pero el hecho es el mismo, son una receta para un desastre digestivo.

Los problemas digestivos como la ERGE son la razón número 1 por la cual las personas visitan a sus doctores actualmente. La tragedia es que muchas personas pasan su vida entera en tratamiento y con medicamentos tradicionales, solo para sentirse igual, o mucho peor.

Oye, hasta yo me sentía como una rata de laboratorio pasando por enfoques de ensayo y error con mis doctores y gastroenterólogos, mientras ellos seguían haciéndole un hueco a mi billetera.

CAPÍTULO 8 : OPCIONES DE TRATAMIENTO DISPONIBLES PARA EL REFLUJO ÁCIDO

El tratamiento para el reflujo ácido puede diferir de persona a persona, dependiendo de la severidad de la enfermedad y la condición del cuerpo del individuo. Desafortunadamente, no hay una cura para el reflujo ácido que funcione para todos. Los tratamientos para la enfermedad del reflujo gastroesofágico pueden ser clasificados en 5 secciones principales:

1. Cambiar tu estilo de vida como cura para el reflujo ácido

Para muchos casos de reflujo ácido, adoptar cambios en el estilo de vida como cura natural puede ser suficiente para controlar el dolor e incomodidad del reflujo ácido. El primer paso para tratar la enfermedad del reflujo gastroesofágico es limitar los alimentos que causan el reflujo ácido. Otros cambios en el estilo de vida incluyen evitar comer en exceso, alcohol, café y fumar.

Una persona con sobrepeso puede eliminar el peso en exceso como parte del plan de tratamiento del reflujo ácido. Ya que los síntomas del reflujo ácido pueden empeorarse en las noches por la posición de acostado, elevar el torso en unas ocho pulgadas mientras duermes puede darte una noche mejor de sueño. Alternativamente, puede elegir usar una almohada para el reflujo ácido.

2. Medicamentos para el reflujo ácido de mostrador

Si los cambios de vida no son suficientes, puede que tengas que recurrir a medicamentos para el reflujo ácido de mostrador. Los medicamentos de contador que están destinados a tratar síntomas del reflujo ácido son la elección común para millones de personas diariamente. Productos como Tums, Pepto Bismol y Rolaids con convenientes, económicos y no requieren prescripción médica.

Ellos funcionan bien para calmar la acidez y otros síntomas del reflujo ácido o indigestión. Los otros medicamentos de mostrados ampliamente disponibles son los antiácidos y los bloqueadores H2. Los antiácidos trabajan bajo el principio de reducir la cantidad de ácido en el estómago, mientras que los bloqueadores H2 bloquean la secreción de ácido en el estómago.

Cuando la acidez del estómago es disminuida, la ocurrencia de reflujo ácido también se reduce. Pero, existen efectos secundarios dañinos que hay que considerar. Algunos de estos son estreñimiento o diarrea, calambres estomacales o un incremento de la sed.

3. Medicamentos prescritos para el reflujo ácido

En otros casos crónicos, un medicamento prescrito para el reflujo ácido puede ser necesario. Si un medicamente es requerido para el tratamiento de reflujo ácido, es probable que dicho medicamente deba ser tomado regularmente y de forma indefinida.

Estos medicamentos incluyen versiones prescritas de bloqueadores de H2 e inhibidores de la bomba de protones.

4. Curas naturales para el reflujo ácido

El mejor remedio natural para el reflujo ácido sigue siendo los cambios en el estilo de vida como mencioné anteriormente.

Otras curas naturales pueden usar remedios de hierbas para el reflujo ácido como el té de hierbas, canela, piña, toronja y té de raíz de achicoria. Algunas personas hacen uso de curas homeopáticas como el vinagre de sidra de manzana.

Comer pan, arroz y papas. Estos alimentos siempre están en las listas de "no comer" debido a su alto contenido de carbohidratos, pero estos alimentos hacen maravillas para absorber los fluidos ácidos en tu estómagos.

Este método no requiere que consumas carbohidratos en exceso, sino que al consumir una pieza de pan, media taza de arroz o media papa durante una comida, puedes dramáticamente disminuir la cantidad de reflujo ácido que experimentas después de comer. Siempre debes proceder con cautela cuando uses otra medicina para el reflujo ácido.

CIRUGÍA PARA EL REFLUJO ÁCIDO

Para aquellos que no quieren depender de los medicamentos indefinidamente, o simplemente que el medicamente es inefectivo, la última opción es la cirugía. La cirugía para el reflujo ácido involucra un procedimiento de laparoscopia para envolver y suturar la parte alta del estómago alrededor del esófago.

Hay una pequeña cámara de video en el extreme de un tubo Delgado. Esta cámara es insertada mediante una incisión pequeña en el ombligo. El abdomen se llena con dióxido de carbono para inflarlo y que el cirujano pueda ver.

La cámara permite al cirujano ver los instrumentos. Esto coloca la cantidad de presión correcta en el esfínter bajo esofágico. Los pacientes son usualmente dados de alta en el mismo día de la cirugía.

Este es un procedimiento sencillo y directo que puede aliviar el dolor del reflujo ácido. La recuperación es generalmente rápido y dicha cirugía tiene un buen registro de casos exitosos. La cirugía de reflujo ácido es considerada solo cuando las otras opciones han sido usadas.

En muchos casos, es necesario evitar mayores complicaciones del reflujo ácido. Una vez que la cirugía sea hecha, es una buena idea mantener un plan de dieta saludable que elimine esos alimentos que causan reflujo ácido. Sería una lástima contrarrestar la efectividad de la cirugía de reflujo ácido.

Básicamente, buscar la cura correcta de tu reflujo ácido se basa en saber tus síntomas y cómo se unen en tu cuerpo y afectan tu sistema. Cuando busques el tratamiento correcto de reflujo ácido, debes siempre pensar en el efecto a largo plazo.

Nunca busques el alivio a corto plazo y no ignores las implicaciones a largo plazo.

CAPÍTULO 9: REMEDIOS NATURALES PARA EL REFLUJO ÁCIDO

Debido a que los medicamentos con prescripción pueden a veces tener efectos secundarios no deseados, muchas personas buscan remedios naturales para el reflujo ácido. Adicionalmente, mucho medicamentos de prescripción no fueron diseñados para ser tomados por largos periodos de tiempo, posiblemente mientras que usan persona hace cambios en su dieta y su estilo de vida los cuales pueden ser remedios naturales para el reflujo ácido.

Los remedios de hierbas para el reflujo ácido están basados en lo que los herboristas conocen de la medicina tradicional y las plantas medicinales tradicionales. Algunas de estos alimentos y hierbas, los cuales no representan un peligro en uso prologando, pero su efectividad como cura natural para el reflujo ácido no ha sido comprobada.

Si has sido diagnosticado con reflujo ácido, es importante que consultes a tu doctor regularmente, incluso si sientes que tus síntomas están bajo control. Y debes dejar saber a tu doctor sobre algún remedio botánico o de hierbas que puedas estar usando.

Es importante que veas a tu doctor regularmente porque el ácido estomacal puede dañar el esófago y llevar a condiciones más serias, incluyendo el cáncer de esófago. Si estás confiando en las curas naturales para el reflujo ácido y andas ronco en las mañanas, desarrollas una tos o tienes una frecuente necesidad de aclarar tu garganta, estos puedes ser síntomas de un reflujo ácido silencioso.

El reflujo ácido silencioso es el término usado para describir el reflujo ácido que afecta la laringe y las cuerdas vocales pero no causan síntomas de acidez. Por lo tanto incluso si los remedios naturales para el reflujo ácido mantienen tu acidez bajo control, aún deberías ir al médico regularmente para reportar síntomas nuevos o diferentes.

Los remedios herbales para el reflujo ácido incluyen manzanilla, nébeda, hinojo, raíz de genciana, raíz de jengibre y otras botánicas, incluyendo el aloe.

El hinojo fue usado históricamente por los nativos para tratar malestar estomacal, estreñimiento, acidez y otras molestias digestivas. La Nébeda y la raíz de jengibre fueron también

"remedios populares" para el alivio de la indigestión.
Herboristas modernos han encontrado que una combinación
de hierbas que ha sido usada para la indigestión podría ser un
remedio natural para el reflujo ácido.

Algunos podrían llamarlos "curas" naturales para el reflujo
ácido, pero el alivio a largo plazo del reflujo ácido es logrado
con cambios en el estilo de vida y hábitos alimenticios.

Por ejemplo, fumar relaja los músculos del esfínter que
normalmente previene que los ácidos lleguen al esófago.
También seca la saliva en la boca y garganta, lo cual
normalmente neutralizaría algunos de los ácidos estomacales
y comenzarían el proceso digestivo.

Si usas remedios herbales para el reflujo ácido y no dejas de
usar productos de tabaco, entonces podrías seguir teniendo
reflujo ácido y todavía estás bajo riesgo de desarrollar cáncer
de esófago. Los principales factores de riesgos para
desarrollar cáncer de esófago incluyen reflujo ácido, fumar y
alcoholismo. Esto conlleva a otros cambio en el estilo de
vida que es recomendado para un control y alivio a largo
plazo del reflujo ácido.

Reducir o eliminar el consume del alcohol puede reducir el reflujo ácido. Particularmente, se cree que el consumo de alcohol en las tardes conlleve a más síntomas de reflujo ácido nocturno, al igual que otros problemas de salud. Mientras que unos argumentan que una copa de vino rojo tiene muchos beneficios de salud, se trata de una copa de 4 onzas, antes de una comida, y para aquellos que sufren de reflujo ácido incluso esto podría ser un problema.

El alcohol incrementa el ácido estomacal. Los remedios naturales y de prescripción para el reflujo ácido están destinados a reducir o prevenir el exceso de ácido estomacal. No tiene sentido continuar tomando alcohol cuando se te ha diagnosticado con reflujo ácido.

Cambiar tus hábitos alimenticios puede ser una cura natural para el reflujo ácido. Si normalmente consumes una comida grande en las tardes, o a menos de 3 horas antes de dormir, entonces eres más propenso a sufrir de acidez nocturna u otros síntomas del reflujo ácido como la tos.

Esto se debe a que el ácido viaja desde el estómago a la garganta. Subir la cabecera de la cama es también considerado uno de los remedios naturales para síntomas de reflujo ácido que ocurren en la noche. La gravedad ayuda a mantener el ácido en el estómago, pero consumir más temprano tu último alimento y que sea una comida pequeña puede prevenir el reflujo ácido nocturno.

Finalmente, la pérdida de peso debe ser mencionada como una de las curas naturales para el reflujo ácido. Si estás actualmente en tu peso ideal, entonces no necesitas leer esta sección.

Las personas con sobrepeso y obesas son mucho más propensas a sufrir reflujo ácido, incluyendo reflujo ácido nocturno.

Probar remedios naturales para el control del reflujo ácido y no hacer esfuerzo para perder los kilos extras serán indudablemente decepcionante. Usar remedios naturales y/o prescritos para reflujo ácido mientras tratas de perder peso es algo que tiene sentido.

Evita alimentos fritos o salados que son usualmente recomendados para personas que sufren de reflujo ácido.

Si evitas estos y consumes varias comidas pequeñas durante el día, entonces puedes perder peso naturalmente y curarás naturalmente el reflujo ácido.

Consumir varias comidas pequeñas cada dos horas es usualmente recomendado por los nutricionistas, porque incrementa tu metabolismo y mantiene estable los niveles de azúcar en la sangre, así que no te sientes con sueño después de una comida, no tienes necesidad de acostarte y el ácido estomacal es menos propenso a subir de regreso al esófago.

CAPÍTULO 10 :MANERAS DE ALIVIAR EL REFLUJO ÁCIDO

La condición del reflujo ácido es también conocida comúnmente como acidez. Esta es una condición que está caracterizada por la inflamación del esófago, causado por el retorno del estómago al esófago. Esta comida es parcial o completamente digerida y usualmente tiene un alto contenido ácido, el cual causa dolor o incomodidad en muchas personas.

Varios tratamientos han sido usados exitosamente para la lucha contra la acidez (reflujo ácido). Algunas de estas formas de tratamiento incluye una o más de las siguientes:

1. Bicarbonato de soda y agua: Usualmente una cucharadita de bicarbonato de soda mezclado en un vaso de agua ayudará a muchas personas ya que neutraliza el exceso de acidez. Este es una de las maneras más naturales de curar la acidez / reflujo ácido.

2. Alka-Seltzer: Esta es una tableta que se disuelve en agua y es tomada oralmente como líquido. Este producto tiene un efecto similar como el bicarbonato de soda y agua. Puede ser

comprado en una farmacia o en una tienda de víveres sin prescripción.

3. Pepto-Bismol: Este es un medicamento líquido que es tomado oralmente para ayudar a aliviar los efectos de la acidez. Está disponible sin prescripción.

4. Bebidas de Soda Clara (como Sprite o 7-UP): La carbonación en las bebidas de soda claras puede ayudar a aliviar la acumulación de ácido en el estómago de la persona y puede ayudar a una persona a liberar gases.

5. Tums: Estas son tabletas que vienen en forma masticable las cuales contienen carbonato de calcio, un ingrediente que ayuda a aliviar los síntomas de la molestia estomacal y acidez. Es conocido como antiácido.

6. Medicamentos de Prescripción: Aquellos que necesitan alivio de la acidez crónica (reflujo ácido) pueden consultar a un doctor o a otros proveedor profesional de cuidados de salud. Ellos pueden prescribir medicamentos más potentes o diferentes que aquellos vendidos en los mostradores de farmacias. Ellos también proporcionarán instrucciones sobre la dosis de estos.

7. Ejercicio: Aquellos que realizan ejercicio regular también encontrarán alivio de la acidez en muchos casos. Usualmente, es bueno hacer una variedad de movimientos aeróbicos y anaeróbicos.

Algunos ejemplos de ejercicios aeróbicos incluye ejercicios de pasos a alta velocidad y movimientos de baile, al igual que trotar, subir escaleras o andar en bicicleta. Algunos ejercicios anaeróbicos incluye entrenamiento de pesas y resistencia y ejercicios de estiramientos.

Más información sobre esto puede ser encontrada en programas específicos de ejercicio que pueden ayudar a las personas.

8. Cambios en la dieta: Si sufres de acidez, tienes que alterar tu dieta.

9. Almohadas de calor o de Pies: Los que sufren de acidez también pueden prevenir o aliviar el reflujo ácido, particularmente en la noche, si suben su cabeza o pies con almohadas u otro objeto.

Subir la cabeza usualmente es la mejor solución ya que la gravedad pueden ayudar a mantener la comida en su lugar y que no suba al área del esófago.

10. Relajación: Si las personas se toman un tiempo para descansar y relajarse, ellos podrán reducir la cantidad de estrés que podría conllevar a malas decisiones.

Por ejemplo, podría reducir el deseo de una persona a consumir grandes cantidades de alcohol, lo cual ciertamente agrava el dolor e incomodidad asociadas con la acidez.

CAPÍTULO 11 :RECETAS SABROSAS PARA PERSONAS CON REFLUJO ÁCIDO (ERGE) PARA DÍAS ORDINARIOS

Un mal hábito alimenticio es el ingrediente clave en la receta para un reflujo ácido. Un estilo de vida con alimentación poco saludable con seguridad llevará a una enfermedad de reflujo ácido. Técnicamente, el reflujo ácido es conocido como la Enfermedad de Reflujo Gastroesofágico (ERGE).

El reflujo ácido sucede cuando el exceso de fluido gástrico o alimentos parcialmente digeridos se regresan por el esófago. Algunos síntomas comunes del reflujo ácido son dolores en el pecho y acidez, donde la persona sufre una sensación de ardor en el pecho y garganta.

Otros síntomas incluye vómitos y somnolencia. Para asegurar que tus hábitos alimenticios no contribuyen al reflujo ácido, existen algunas reglas simples a seguir. Primero, no consumas demasiado en una sola comida. Comer mucho causa que el estómago produzca más comida gástrica.

Sería bueno si pudieras dividir el consume de alimentos en cinco o seis pequeñas comidas por día en vez de tres comidas grandes. No comas dos horas antes de dormir.

Si realmente tienes que hacerlo, entonces come una merienda dos o tres horas antes de comer. Esto le dará tiempo a tu estómago para digerir los alimentos antes de irte a dormir.

Lo siguiente es crear una dieta para el reflujo ácido. Como todas las dietas de comida, existen alimentos "buenos" y alimentos "malos"

Las frutas frescas y vegetales caen en la lista de "comidas buenas". Sin embargo, es recomendable que evites jugos o frutas cítricas ya que estos pueden estimular la producción de ácido en tu estómago. Consume algunos carbohidratos en tu dieta para que los jugos gástricos tengan algo en qué trabajar. Mantén moderación en cada variedad de comida.

Evita las carnes grasosas, bebidas alcohólicas, bebidas con cafeína y bebidas de soda carbonatadas. Todos estos "alimentos malos" son estimulantes de ácido. Existen otros consejos para reducir el reflujo ácido, que van desde la posición al dormir, postura hasta la ropa. Por ejemplo, se cree que dormir con la cabeza un poco erguida ayuda a mantener los jugos estomacales en su lugar y alejados del esófago.

El cuerpo de cada ser humano reacciona diferentemente a diferentes sustancia.

Así que asegúrate de consultar a tu doctor y diseña una receta para prevenir la enfermedad de reflujo gastroesofágico que sea ideal para tu bienestar.

1. TRATAMIENTO CON BANANA PARA EL REFLUJO ÁCIDO

Existen diferentes maneras de tratar los síntomas de reflujo ácido, sin importar la causa. Mientras que algunos tratamientos involucran el uso de medicamentos, otros tratamiento toman un enfoque más natural como el tratamiento con banana para el reflujo ácido.

Aparte de ser muy sabrosa y muy nutritiva, y rica en vitaminas y minerales, la banana virtualmente no contiene grasa, sodio o colesterol. Por esta razón, las bananas no solo son parte integral de una dieta saludable, ellas pueden ser usadas como un remedio natural para prevenir un número de problemas de salud incluyendo insomnio, depresión, anemia, hipertensión y acidez.

¿Cómo exactamente ayuda una banana contra la acidez? Las bananas tienen un efecto antiácido natural en el cuerpo. Ellas principalmente suprimen la secreción de ácido en el estómago, lo cual ayuda contra la formación de úlceras estomacales y daño por úlcera.

Existen dos maneras en la cual la propiedad antiácido de una banana ayuda a suprimir el ácido:

Primero, las bananas contienen una sustancia que fomenta la activación de las células que restauran el revestimiento del estómago. Como resultado, una barrera de mucosa más gruesa es formada para proveer al estómago con más protección contra el ácido.

Segundo, las bananas contienen compuestos llamados "inhibidores de proteasa", los cuales ayudan a eliminar ciertas bacterias dentro del estómago que se han demostrado que contribuyen al desarrollo de úlceras estomacales.

¿Cómo puedo añadir bananas a mi dieta? Si quisieras ayudar a prevenir la acidez al incorporar bananas, trata de comer una banana antes de una comida, o directamente después de una comida. Algunos que sufren de la ERGE (enfermedad de reflujo gastroesofágico) también descubren que comer una banana durante una comida o media banana antes o después de una comida como algo beneficioso. Es también una buena idea comer una banana cuando los síntomas de acidez aparezcan.

Si la idea de comer una simple banana no te emociona, existen mejores y más sabrosas maneras de añadir bananas a tu dieta.

Las siguientes son algunas sugerencias:

• Comer una banana seca o en puré como merienda

• Cortar una banana fresco o usar pedazos secos de banana y añadirlos al cereal, yogurt y ensaladas

• Hacer un batido de banana con yogurt

• Batidos de banana (si eres alérgico a la leche y a sus derivados, sustitúyela con leche de soda)

• Banana split – con moderación el helado

• Pan de banana

• Panquecillos de Banana

• Torta de Banana

• Tazón de frutas (excluyendo frutas cítricas)

• Emparedado de banana con canela

Aquí están otros datos a tener en cuenta cuando preparas recetas de banana:

• Bananas con puntas verdes son las mejores para usar en la cocina o deben dejarse madurar antes de comer.

• Bananas con puntas amarillas son las mejores para comer

• Bananas que están marrones o tienen manchas marrones o negras son ideales para cocinar (Nota: mientras más madura la banana, más dulce será porque el almidón se habrá convertido en azúcar, haciéndola mejor para recetas de cocina)

• Bananas son la fruta más popular en América, están disponibles todo el año y tienen bajo costo, por lo que no debe ser difícil hacer remedios de banana para el reflujo ácido como parte de tu dieta normal. Sin embargo, es importante que comas bananas según lo requiera tu estilo de vida. Recuerda que las bananas son ricas en azúcar.

Por lo tanto, si estás comiendo más de una banana por día, necesitas quemar el exceso de energía que estás proporcionando a tu cuerpo para mantener un peso corporal saludable. Además, evita consumir bananas antes de dormir porque el reflujo ácido puede todavía ocurrir cuando estás durmiendo ya que el esfínter bajo del esófago se relaja.

2. RECETAS DE JUGOS

Los jugos son una manera excelente de hacer tu dieta más saludable, y existen algunas reglas generales que debes seguir para crear tus propias recetas de jugos para energía. Los jugos pueden ser usados para obtener las vitaminas y minerales esenciales contenidos dentro de las frutas y vegetales sin tener que llenarte completamente de ellas.

Este libro contiene información sobre los efectos beneficiosos de los juegos y te guiará a crear tu propio jugo.

Si quieres un jugo saludable, elige un vegetal verde oscuro como base. Querrás que el jugo sea entre 50 y 75 % espinaca, acelga o algo similar y que sea la mitad de la composición de tu jugo.

Esto es lo que hace que un "batido verde" sea diferente de un batido regular. Estos son los ingredientes más efectivos para personas que quieren tomar jugo para su salud. Los jugos hechos exclusivamente de fruta tienen usualmente más azúcar y menos nutrientes que los jugos basados en verdes.

Ellos pueden dar un sabor amargo al jugo, sin embargo, úsalos en conjunto con frutas o vegetales dulces, como zahorias, bayas y cítricos. Llena el resto con tu elección de frutas para obtener un gran sabor. Un mezcla de bayas populares es arándanos, moras y fresas.

Cuando haces jugos de manzana, usa las manzanas más maduras y dulces que puedas encontrar. Si decides usar manzanas maduras, asegúrate de cortar la parte morada. Sé creativo y mezcla tu propios jugos de buen sabor.

Después de hacer tu jugo, inmediatamente lava todos los equipos que usaste. Cada fruta y vegetal contiene diferente vitaminas y nutrientes. Cuando sea posible, asegúrate que obtienes los nutrientes correctos y te aseguras que puedes disfrutar una bebida sabrosa.

Usa arándanos como parte de tu rutina de jugos si estás teniendo algún problema con la vejiga o infección del tracto urinario. Comienza a añadirlas en el momento de empezar a sentir síntomas de un problema.

Presta atención a las pistas que te envía tu cuerpo con respecto a los jugos que consumes. Puedes tomar algo que a tu sistema no le gusta. Si bebes un jugo nuevo y te sientes incómodo o experimentas molestias, piensa en nuevas frutas y vegetales que usaste para descubrir el culpable. Pueden entonces usar cantidades menores y condicionar a tu cuerpo a ajustarse.

El jengibre es un remedio totalmente natural para sanar problemas gastrointestinales. El jengibre tiene muchas propiedades antiinflamatorias y puede ayudar con úlceras estomacales y la enfermedad de reflujo gastroesofágico o la enfermedad de úlcera péptica.

Si estás comenzando a sentirte Viejo y adolorido todo el tiempo, considera los jugos como una excelente adición a tu pida para una gran inyección de energía. El jugo ofrece varios nutrientes que pueden ayudar a asistirte en tu memoria o incluso ralentizar la muerte celular debido a radicales libres.

Como lo dijimos antes, los jugos son Buenos para ti. Cuando tomas jugos, obtienes todas las vitaminas y minerales que se encuentran en vegetales y frutas, pero sin la pulpa.

Al aplicar todo lo que has aprendido en este artículo, estarás en tu camino de hacer jugos para mejorar tu salud. Si sigues estos principios en poco tiempo harás tus propias recetas deliciosas de jugos energéticos.

CAPÍTULO 12 :EXCELENTES HIERBAS PARA EL REFLUJO ÁCIDO

Tomar hierbas para el reflujo ácido puede ser una manera beneficiosa de evitar la acidez para que no tengas nunca que preocuparte por confundir síntomas de una acidez con un ataque cardíaco. Las hierbas pueden ayudarte a detener la acidez antes que comience lo cual te ayudará el número de antiácidos y otros medicamentos que tomas para el alivio de la acidez.

Existen varias hierbas usadas como remedios de salud, pero solo algunos son realmente efectivas para prevenir y aliviar el reflujo ácido. Las siguientes son 5 hierbas efectivas para el reflujo ácido.

1. Pimienta negra: Esta es una hierba aromática que mejora el gusto, mejora la circulación gástrica y estimula la digestión. La pimienta negra puede ser añadida a recetas o puede ser una característica adicional. Para los mejores resultados usa una cantidad pequeña (aproximadamente una cucharadita) de pimienta negra fresca entera y muélela sobre la comida.

2. Pimentón Largo Indio: El pimentón largo indio es un poderoso estimulante para la digestión y es uno de los más remendados para mejorar la digestión, asimilación y metabolismo de alimentos ingeridos. Adicionalmente, estos pimientos son hierbas fantásticas para el reflujo ácido, ya que estudios han demostrado que pueden proveer considerable protección contra el desarrollo de úlceras gástricas.

El pimentón largo indio debe ser tomados en pequeñas cantidades (aproximadamente una cucharadita) y puede ser comprado seco y usado en recetas o añadidos a las comidas para darle sabor. Simplemente tritura el pimentón y añádelo a la comida. Ten en mente que si usas mucho, el sabor puede ser muy intenso y puede ser muy picante para comer.

3. Jengibre: El jengibre ha sido usado por miles de años para ayudar en la digestión y tratar molestias estomacales como nausea, vómitos y diarrea. El Jengibre es una de las hierbas altamente efectivas para el reflujo ácido, y es posiblemente la más pura. La efectividad del jengibre se debe a sus propiedades antiinflamatorias, antimicrobianas y analgésicas. La raíz de jengibre fresca puede ser añadida a recetas o

añadida como saborizante extra a una comida terminada. El Jengibre también puede ser consumido en polvo y en té.

El jengibre es considerado unos de los remedios de hierbas más seguros a consumir, y puedes ingerir cantidades moderadas de forma diaria (es decir, una cucharada de jengibre en polvo o una pulgada de raíz de jengibre). Sin embargo, ten cuidado porque si se toma en exceso, puede conllevar a una ligera acidez.

4. Regaliz: El regaliz es una poderosa hierba y antiinflamatorio a la cual los estudios muestran mucha promesa como inhibidor del desarrollo de úlceras, heridas en la membrana mucosa y gastritis. El regaliz también actúa como un antiácido. Se descubrió también que el regaliz mejoraba el estatus de secreción de la glándula Brunner, la cual está localizada en todo el sistema del duodeno.

La glándula Brunner funciona para proteger contra el desarrollo de úlceras duodenales. El regaliz también está disponible en polvo y puede ser tomado en té. Una taza de té o tres cucharaditas de regaliz en polvo diarias son consideradas seguras para la ingestión. Altas dosis de regaliz pueden llevar a síntomas como el dolor de cabeza, retención de agua y alta presión arterial.

5. Grosella India: La grosella india es una fruta que ha sido usada para tratar úlceras pépticas e indigestión que no está relacionada con úlceras. Los estudios han descubierto que la grosella india tiene considerables efectos antioxidantes, y significativamente reduce las lesiones de las mucosa gástrica y la secreción de ácido. La grosella india está compuesta de propiedades protectoras de células al igual que propiedades anti-úlceras y anti-secreción.

Puedes comer una grosella india pura con un poco de sal, o puedes ingerirla en polvo y en forma de té. Esta hierba no está asociada con efectos secundarios, pero debería ser ingerida con moderación, ya que puede actuar como laxante si se consume en cantidades excesivas.

Cuando consideras hierbas para el reflujo ácido, ten en mente que no debes tomar hierbas como una forma de tratamiento medicinal sin antes primero consultar a tu doctor sobre tus planes. Esto se debe a que algunas hierbas pueden interactuar con otras hierbas, con medicamentos que puedas estar tomando, u otras condiciones de salud que puedas tener.

CAPÍTULO 13 :RECETAS SABROSAS PARA EL REFLUJO ÁCIDO PARA 1 O 2 SEMANAS QUE DEBES LEER

Curarse a uno mismo de la condición llamada reflujo ácido puede lograrse usando métodos naturales y saludables por algunas semanas. Después de mucha investigación descubrí que con el uso apropiado de hierbas, artículos de tienda de salud, meditación, ejercicio y dieta, uno puede curarse a uno mismo del reflujo gástrico.

Lo primero que aprendí es que el reflujo ácido, a veces conocido como ERGE (Enfermedad de Reflujo Gastroesofágico), es que no es una enfermedad como tal. Contrario a lo que la comunidad médica nos hace creer, es simplemente una condición, desarrollada por pésimos hábitos alimenticios. Además de consumir los alimentos incorrectos, no masticar bien la comida es probablemente la causa principal de esta aflicción.

La condición del reflujo ácido no existiría sin un esófago dañado y un debilitado EBE (Esfínter bajo esofágico). Si la condición fuese a ser eliminada, sanar el esófago debe ser lo primero a realizar. Durante este periodo de recuperación del reflujo, consumir lo que sea podría irritar o dañar el esófago y debe ser evitado.

Cosas como papas fritas mal masticadadas, galletas, cereales o cualquier alimento duro con extremos afilados son los culpables culinarios – ellos causan pequeñas laceraciones que se desarrollan en el esófago. Hasta que las laceraciones hayan tenido tiempo de sanar, los alimentos picantes, como productos ácidos de tomate, pimientos picantes, ajo crudo y cebollas deben ser eliminados de la dieta.

Estos agravan más la condición. Fumar y beber alcohol relajan el EBE, permitiendo que los ácidos estomacales suban por el esófago, por ende impidiendo el proceso de sanación. La clave para la recuperación en el reflujo ácido es consumir alimentos suaves y fáciles de digerir hasta que el esófago ha sanado.

Come temprano, dándote al menos tres horas de sentarte o caminar antes de acostarte. Come despacio y mastica tu comida completamente. Y por último, trata de comer en un ambiente relajado y agradable.

He enlistado algunas de mis recetas favoritas que yo he disfrutado durante mi propio periodo de recuperación. Pueden hacerse rápida y fácilmente. Trata de hacer dos platos de cada receta para que puedas recalentarlos durante la semana; menos tiempo en la cocina.

Recuerda que cocinar desde cero, en vez de depender de la comidas hechas, es un mejor enfoque para una Buena salud, en general. Es también bueno saber lo que estás comiendo. Para el desayuno, yo creo que la fruta fresca es lo mejor. Especialmente me gusta el melón y la papaya.

Para el almuerzo, como más frutas como manzanas, bananas y quizás, algunas almendras o nueces. Es mejor consumir muchas comidas saludables pequeñas durante el día. Trato de comprar solo frutas orgánicas, sin embargo, a veces cuando estoy apurada, yo compro contenedores "listos para llevar" con mezclas de frutas en la frutería. Trata de mantenerte alejado de la piña, ya que me parece difícil de digerir.

¿Qué tal algunos vegetales en la tarde? Servir vegetales crudos es la mejor manera y la más saludable de presentarlos. Trata de crear una bandeja hermosa de crudité, mejor conocida como comida de conejos. Sírvela con una crema de tofú saborizado. Usa coliflor, brócoli, pepinos inglés, rábanos, succhinis verdes y amarillo, endibia, palitos de zanahoria, hongos pequeños enteros, o lo que sea que te apetezca. Corta los vegetales en pedazos pequeños para untarlos con crema.

La endibia tiene una forma natural para untar con crema. Solo corta los extremos y pela las hojas. Haz la crema de tofú al colocar un paquete de tofú suave en un procesador de comida o batidora, añade polvo de ajo, comino, paprika y perejil picado para sabor y color. Sazonar con sal y pimienta al gusto.

Añade un poco de jugo de limón fresco a la mezcla si es demasiado densa. Procesar hasta que esté suave y cremosa. Si estás apurado, cremas y bandejas de vegetales listos para servir están disponibles en la sección de vegetales de muchos supermercados, pero trata de esforzarte en solo comer orgánico, si es posible.

Espero que disfrutes los siguientes platillos. Aunque ya me he curado del reflujo ácido, yo todavía cocino estas recetas de forma regular. Prefiero la comida ligeramente cruda. Siéntete libre de ajustar los tiempos de cocina y sazonamiento de acuerdo a tu gusto. ¡Buen apetito!

PESCADO BLANCO SALTEADO EN UN PLATO DE PURÉ DE PAPAS

Esta receta es para un plato. Incrementa los ingredientes para platos adicionales si es necesario.

Un filete de 4 onzas de pescado blanco (rodaballo, platija, etc)

Una papa mediana

Vegetales verdes al vapor como brócoli, espinaca o espárragos

Perejil o cebolleta para adornar

¼ cucharada de mantequilla sin sal o aceite de oliva

Comenzaremos con las papas porque toman más tiempo cocinar y tienden a retener por más tiempo el calor. El pescado y los vegetales solo toman unos minutos en cocinar.

Pela y corta la papa. Colócala en agua fría para cubrir. Hiérvela, y luego déjala reposar hasta que ablande. Colar, dejando suficiente líquido para el puré o crema. También querrás usar el caldo de vegetales (receta siguiente) en vez de eso. Añade sal al gusto. Mantener el lugar cálido.

Sazonar pescado con sal y pimiento al gusto. Coloca una sartén a temperatura media. Añade mantequilla o aceite. Cuando no esté humeando mucho, añade pescado. Cocinar por 2 minutos, girar y cocinar por 2 minutos o hasta que el filete esté marrón. Si el filete es muy delgado, un minuto por lado debe ser suficiente. (puedes guisar o asar el pescado si lo deseas.

Servir encima del puré de papas rodeado de los vegetales al vapor. Adornar con perejil o cebolleta picada.

CALDO DE VEGETALES

Este caldo es muy alcalino y rico en minerales. Puede ser servido como una simple sopa o usado como caldo para cocinar (como en la receta anterior). Cocina y guarda las papas y remolachas, úsalas como plato adicional de vegetales o añade a la sopa.

2 tazas de pieles de papas rojas

3 tazas de tallos de apio

2 tazas de ramas de apio

2 tazas de ramas de remolacha

1 succhini pequeño o calabacín amarillo

2 tazas de zanahorias

Una cebolla pequeña

Ramita de perejil

2 ½ litros de agua destilada

Corte todos los vegetales en pedazos pequeños. Colocar en agua y llevar a hervir. Cocinar a fuego lento por 20 minutos. Colar y refrigerar para uso futuro..

Nota: Al cocinar cebolleta perlada en el caldo final con la adición de vegetales picados, uno puede preparar una sopa saludable para un primer plato.

PASTA PRIMAVERA

Primavera se dice igual en Italiano. Esta pasta ofrece una gran oportunidad de usar todos tus vegetales frescos de primavera que tienes disponibles. Sin embargo, puedes hacer este plato en cualquier época del año al usar los vegetales frescos que puedas conseguir en el mercado.

He elegido una mezcla de vegetales que me gustan, para esta receta. Puede usar estos o reemplazarlos con tus favoritos. Durante el periodo de sanación del reflujo, trata de alejarte de los tomates, cebollas y ajos. He incluido ajo en esta receta (ver la nota sobre el ajo rostizado). Si puede tolerar un poco de ajo, asegúrate entonces de cocinarlo bien en temperatura baja sin dejarlo marrón.

Si quieres ser un poco osado, trata de añadir la taza opcional de crema pesada. Puede sustituir perejil por albahaca y el penne regatta por fetucini u otra pasta. La familia entera puede disfrutar este plato clásico de pasta.

1 taza de hongos rebanados

1 taza de zanahorias rebanadas

1 taza de chícharos

1 taza de tallos de espárrago rebanados

1 taza de chícharos blancos

2 dientes de ajo, finamente picados o rostizados

1 lb. Penne Regatta

1 cucharadita de sal

3 cucharada de aceite de olive extra virgen

½ taza de albahaca rallada

½ taza de queso parmesano

½ taza de crema pesada (opcional)

Coloca una cesta de vapor en una sartén con una pequeña cantidad de agua y hervir. Coloca los vegetales en la cesta, cubrir y dejar al vapor hasta que ablanden (unos 4 minutos). Lavar bajo agua fría para evitar que se cocine y preservar el color, y drenar. En una gran taza de agua hirviendo, añadir sal y la pasta. Cocinar sin tapa según instrucciones en la caja, preferiblemente al dente. Mientras tanto en una sartén grande, calentar el aceite de oliva. Añadir el ajo y cocina a flama baja por unos minutos (no quemar). Añadir los vegetales al vapor y la crema pesada opcional y subir el calor a medio. Cocinar lo suficiente para calentar.

Colar la pasta y añadirla al sartén y mezclar bien.

Espolvorear el parmesano y la albahaca rallada. Calentar el plato uniformemente y servir. Si el plato necesita más sal, usa más queso. Servir este plato con un corazón de ensalada romana con aderezo de limón y cebolleta. (receta siguiente)

* Nota: Se quiere más de dos dientes de ajo rostizado para este récipe. En una plantilla de papel aluminio, coloca dos cabezas de ajo y cortar los tallos con un cuchillo. Esparce un poco de accite de oliva sobre ellos y envuelve fuertemente. Cocina en el horno a temperatura de 400 grados por una hora.

Cuando enfríe lo suficiente para usar, saca los ajos rostizados y colócalos en un tazón, descartando las conchas. Triturar bien con un tenedor.

Otro uso para el ajo rostizado es mi versión de la salsa pesto. Yo uso nueces en vez de almendras, las cuales me parecen difícil de digerir, con el ajo rostizado y albahaca. Usa la proporción que quiera y esparce aceite de oliva extra virgen en la batidora. Si tu salsa es muy ligera, ajusta con más nueces, albahaca y ajo. Si es demasiado densa, usa más aceite de oliva. Todo eso es cuestión de gusto. Servir con tu pasta favorita. Yo prefiero linguini o fetucini.

ADEREZO DE LIMÓN Y CEBOLLETA

Esta es una vinagreta simple pero clásica para ensaladas verdes. Usa el corazón de una lechuga romana o de Boston. Haz este aderezo una hora antes de servir para que el sabor de la cebolleta se incorpore totalmente. Recuerda batir bien antes de servir. La ventaja aquí es usar jugo de limón, en vez de vinagre. Me parece que el jugo de limón se vuelve alcalino después de ser digerido.

1 jugo de limón

Sal marina (pizca)

3 cucharadas de azúcar extra fina

6 cucharadas de aceite de oliva extra virgen

6 cucharadas de cebolletas picadas (no hay una cantidad exagerada)

PIMIENTA NEGRA RECIENTEMENTE MOLIDA

Combina jugo de limón, sal y azúcar en un tazón de mezclar.
Batir hasta que la azúcar la sal se hayan disuelto. Continua
batiendo el aceite de oliva, cebolleta y un poco de pimienta
molida. Sigue batiendo hasta que el aderezo tome
consistencia. (Nota: puedes hacer este aderezo para dos a
reducir el jugo de limón a dos cucharadas y los demás
ingredientes a un tercio). Mantén el aderezo sobrante en una
jarra en el refrigerador para usos futuros. Se mantendrá por
una semana.

LENTEJAS SABORIZADAS CON ARROZ MARRÓN TEXMATI

1 lb de lentejas orgánicas (2 ½ tazas), lavadas

8 tazas de agua o caldo

1 cebolla, picada

3 dientes de ajo, picados

2 zanahorias, rebanadas

2 tallos de apio, picados

1 hoja de laurel

2 ramitas de tomillo o ½ cucharadita seca

Arroz marrón Texmati Orgánico (sigue las instrucciones en el empaque)

En una sartén grande, hervir agua y lentejas. Añade otros ingredientes. Reduce a fuego lento, parcialmente cubierto. Cocinar hasta ablandar (unos 20 a 30 minutos), batir ocasionalmente y añadir más líquido como sea necesario. Remover el laurel y las ramas de tomillo. Sazonar con sal o pimienta molida fresca. Servir sobre el arroz marrón orgánico

Texmati. Adornar con perejil picado. Servir con ensalada verde, aderezada con la vinagreta de la receta anterior.

PECHUCGAS DE POLLO COCINADAS CON HONGOS

Y BROCOLI AL VAPOR Y PAPAS

6 pechugas de pollo (con hueso o con piel)

1 cucharadita de tomillo seco

Aceite de Oliva

6 hongos Portobello grandes(o suficientes hongos pequeños para cubrir el fondo del sartén)

1 cucharada de ajo picado

Sal & pimienta al gusto

2 tazas de vino blanco o vermouth seco

¼ taza de perejil picado fresco

Colocar una rejilla en el centro del horno y precalentar a 400 grados.

En una sartén ligeramente engrasado, lo suficientemente grande para meter las pechugas, colocar los hongos debajo. Esparcir el ajo picado, la sal y pimienta. Verter el vino sobre los hongos. Colocar las pechugas con la piel hacia arriba, sobre los hongos y bañar en aceite de oliva.

Cocinar sin cubierta por unos 20 minutos hasta que las pechugas estén marrones o doradas. Si el vino se ha evaporado durante el proceso de cocina, añade un poco más (para aquellos que no toleran el alcohol, ten en cuenta que se evapora durante el proceso de cocina, dejando solo el sabor.).

Baña las pechugas en el jugo de la sartén y voltear. Cocina hasta que las pechugas estén bien cocinas, unos 15 minutos más

Con la cuchara ranurada, coloca los pollos y los hongos en una bandeja, los hongos debajo y las pechugas arriba.

Elimina el exceso de grasa y vierte los jugos sobre el pollo. Adornar con perejil.

Servir con brócoli al vapor y papas hervidas. (sustituye el arroz marrón por la papas, si lo deseas)

Camarones y vegetales Sofritos

Servido sobre mijo, arroz marrón o quínoa

3 cucharadas de aceite de canola

1lb. de camarones medianos crudos y pelados

2 tazas de floretes de brócoli

2 tazas de hongos rebanados

4 cebolletas, peladas y picadas

2 cucharadas de ajo, picado

2 cucharadas de jengibre fresco, picado

1 taza de caldo vegetal frio (ver receta anterior), mezclado con dos cucharadas de almidón de maíz

1 paquete de mijo orgánico

En una sartén, verter aceite hasta humear

Añadir vegetales y batir para cocinar al dente

Añadir camarones y seguir batiendo hasta que se torne rosados

Añadir caldo y cubrir por un par de minutes hasta que el camarón esté casi listo

Quitar cubierta y añadir mezcla de almidón, batir hasta que tome consistencia y quitar el fuego

Servir sobre el mijo cocinado según instrucciones en el paquete

Sazonar al gusto con salsa de soya ligera

Nota: Este plato debe ser cocinado muy rápidamente, ya que no quieres recocer los camarones o vegetales. He elegido mijo porque es un grano muy alcalino. Es neutral en gusto y absorberá los sabores de este plato. Puedes sustituirlo por arroz marrón si lo deseas.

CAPÍTULO 14 :CREAR TU PROPIA RECEITA PARA EL REFLUJO ÁCIDO

El reflujo ácido es una realidad para mucho, y hay muchas razones por la cual ocurre. Aunque el estrés puede ser un problema, usualmente los alimentos y bebidas que las personas eligen son los más grandes detonantes.

Cosas como el alcohol, sodas, alimentos picantes, alimentos grasosos y algunos cítricos traen un mundo de dolor para algunos. A algunos que tienen ERGE les gustaría tener un libro de recetas de reflujo ácido para llevar un seguimiento de los alimentos que no los molestan, tener dicho libro haría las cosas más fáciles para cualquiera con esta condición y facilitaría comer los alimentos correctos con más frecuencia.

Antes que comiences a compilar recetas, debes pensar cómo vas a guardarlas. Puedes imprimirlas o escribirlas, pero no podrás hacer un seguimiento de esa manera. Eso significa que probablemente no las uses porque no puedes encontrarlas.

Una simple carpeta es siempre una Buena idea, o puedes usar una caja con tarjetas de índices. Estas mantendrán todas tus recetas de reflujo ácido en un solo lugar.

Cuando se trata de recetas, puedes querer considerar laminar las páginas. Esto es trabajo y gasto extra, pero el papel regular se arruina rápidamente en la cocina. Laminarlo ayudará a mantener tus recetas libre de grasa, y pueden limpiarse rápidamente si algo llegara a caerles encima.

Encontrar recetas puede ser una cuestión de ensayo y error, pero existen cientos que pueden scr encontradas en línea. Un simple búsqueda puede excavar cientos de recetas. Tienes que decidir lo que te parece bueno. Puedes imprimir y colocarlas en tu carpeta o puedes escribirla en tu tarjetas de índices.

Debes comenzar con cosas que sabes que te gustarían y luego lentamente añadir nuevas cosas a probar. Los que sufren de ERGE deben asegurarse que sus recetas están bien balanceadas con proteínas y carbohidratos y deben ser bajas en grasas la mayor parte del tiempo. Mantén eso en mente mientras navegas la web.

No olvides que también puedes encontrar excelentes recetas al pedirle a tu doctor recomendaciones. También puedes encontrar recetas al modificar algunas de tus recetas favoritas que te dan problemas. también puedes empezar de cero si prestas atención a lo que comes, y lo que sabes que te dará problemas.

Cosas que debes evitar serían las frutas cítricas, productos lácteos (si sufres de intolerancia a la lactosa), comidas picantes, muchos dulces, carnes grasosas (compra cortes magros), y muchas formas de papas blancas.

Aunque eliminar los picantes puede sonar como una dieta muy aburrida, hay muchas hierbas buenas y sazonadores que no agravarán el reflujo ácido. Puede tomar un poco de tiempo idear tu propia colección, pero si añades algunas cada semana, tu libro de recetas para reflujo ácido crecerá rápidamente.

Aunque algunos de los alimentos que deben ser evitados molestan a muchos, puede que no te molesten a ti. Eso es lo que hará que tu libro de recetas sea único. Si no tienes problemas con la comida picante, entonces añádelas.

No existen reglas iguales para todas las personas que tienen ERGE. Más importante que lo que comes es cómo comes.

Recuerda consumir comidas pequeñas y más frecuentes y mantener pequeñas las porciones, para que tus comidas no se queden mucho tiempo en tu estómago. Esa debe ser una de las cosas más importantes a evitar.

CAPÍTULO 15 : CURA PERMANENTE PARA EL REFLUJO ÁCIDO

Para aquellos desafortunados que sufren de acidez constante la posibilidad de que exista una cura permanente para el reflujo ácido parecería una respuesta a sus plegarias. Pero si tienes una mente abierta y estás dispuesto a tomar una visión alternativa para solventar tu problema, tus plegarias serán contestadas.

Esto puede parecer un alegato osado ya que la profesión médica nos dice que no hay una cura permanente para la acidez y que tomar alguna forma de medicamento es la única manera de controlar nuestro problema. Es cierto que tomar regularmente esas pastillas otorga el muy necesario alivio.

Entonces, ¿es posible que exista una manera alternativa para detener el dolor y molestia de forma permanente? La respuesta es SÍ y además la cura no depende de tomar algún fármaco. Pero, ¿qué si te dijera que no hay cura para la acidez y el reflujo ácido? Es simple, si alguien desarrollara un producto que curara nuestro problema, la industria farmacéutica perdería mucho dinero.

Los medicamentos prescritos y de mostrador para la acidez son uno de los más vendidos en la industria farmacéutica, así que ¿dónde está el incentivo para crear una cura? Es cínico, pero cierto.

Entonces, si la industria farmacéutica no va a darnos la cura, ¿de dónde va a salir? Bueno, primero que todo, necesitamos entender que la manera convencional de tratar el reflujo ácido es tratar los síntomas y enmascararlos tomando una pastilla.

Es por eso que el alivio es solo temporal. Pero esto ignora un importante hecho que el reflujo ácido puede ser causado por muchos factores y variables, los cuales incluye estilo de vida, dieta, factores ambientales, rasgos genéticos heredados, pésima digestión y toxinas en el sistema. Simplemente lidiar con los síntomas de la acidez no resolverá nunca el problema.

¿No tiene sentido que si vas a curar tu condición permanentemente, debes identificarla, tratarla y eliminar cada uno de los factores que están creando el problema? Por supuesto que lo tiene.

Una vez que hayas identificado esos factores específicos que están causando tu problema entonces pueden enfocarte en lidiar con ellos y eliminarlos. Elimínalos y el problema desaparecerá para siempre.

La manera más efectiva de lograr esto es siguiendo un programa holístico de tratamiento que combina cambios estratégicos a la dieta y al estilo de vida con los suplementos de vitaminas y minerales apropiados. Totalmente naturales y ningún fármaco a la vista. Trata las causas y no solo los síntomas y encontrarás la cura para el reflujo ácido que te dará ese alivio permanente para tu acidez.

Todo lo que necesitas es la guía correcta. Los tratamientos convencionales para el reflujo ácido son temporales porque ellos tratan los síntomas y no la causa central del problema.

Entonces si quieres eliminar satisfactoriamente y permanentemente tu acidez entonces debes identificar y abordar todos los factores que contribuyen al problema, es decir, debes tratarlo holísticamente.